8

TC43

81

PRÉCIS
D'HYGIÈNE SCOLAIRE

y

PAR

Le Docteur PEAUCELLIER,

DE LA FACULTÉ DE MÉDECINE DE PARIS

Médecin-Inspecteur des Écoles de la 3ᵉ circonscription du Bureau d'hygiène
et de la protection des Enfants du premier âge
de la ville d'Amiens,
Ex-Chef de Clinique médicale,
Membre correspondant de la Société anatomique de Paris,
Bibliothécaire-Archiviste de la Société médicale d'Amiens,
Médecin-Major de réserve, etc.

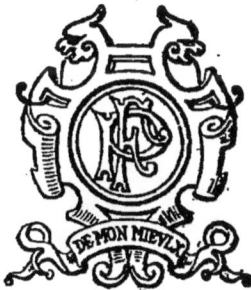

AMIENS
IMPRIMERIE PITEUX FRÈRES
32, RUE DE LA RÉPUBLIQUE, 32

1894

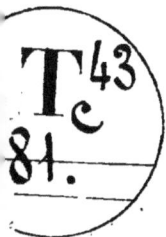

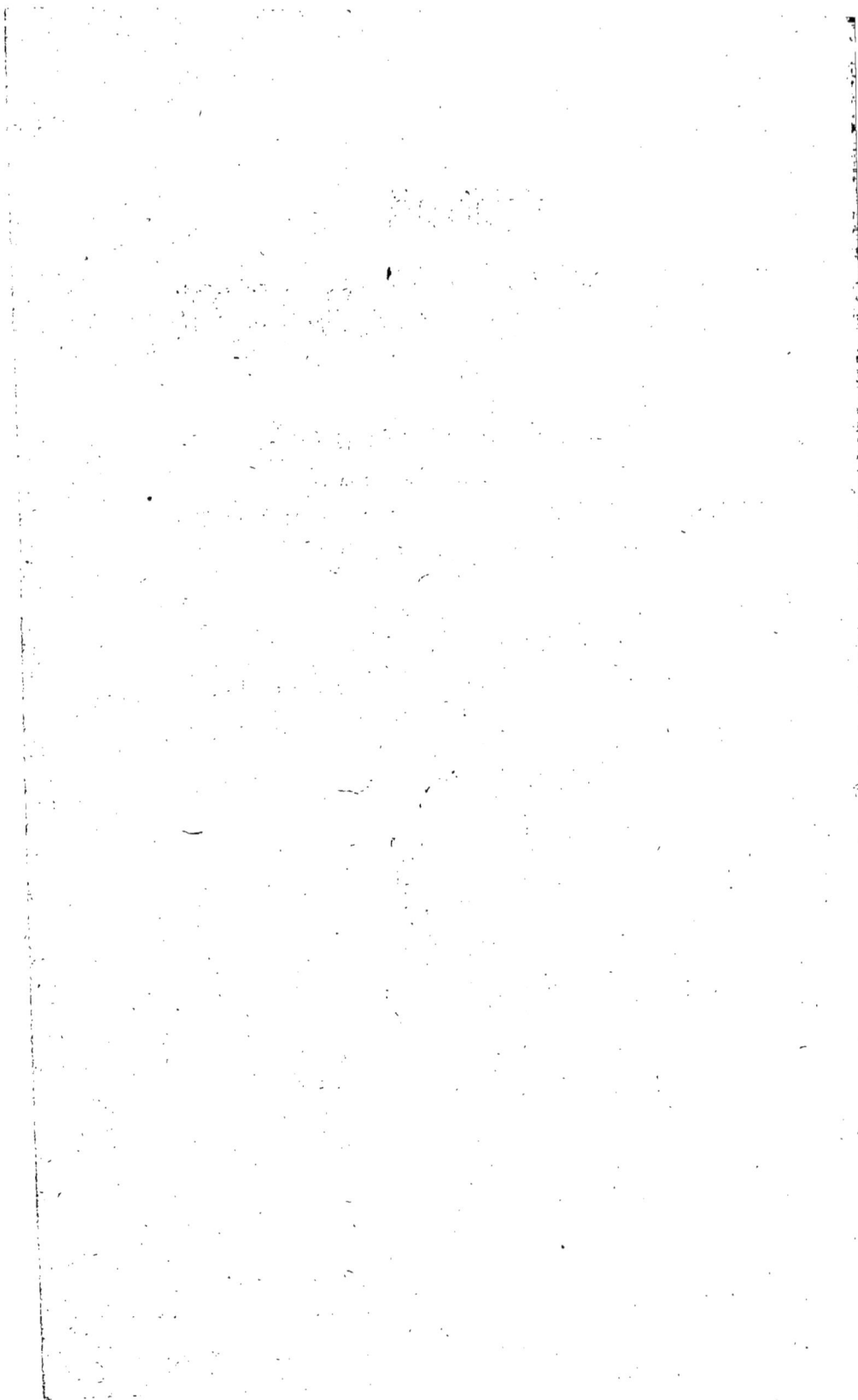

PRÉCIS

D'HYGIÈNE SCOLAIRE

PAR

Le Docteur PEAUCELLIER,

DE LA FACULTÉ DE MÉDECINE DE PARIS

Médecin-Inspecteur de la 3ᵉ circonscription du Bureau d'hygiène
de la ville d'Amiens,

Ex-Chef de Clinique médicale,

Membre correspondant de la Société anatomique de Paris,

Bibliothécaire-Archiviste de la Société médicale d'Amiens,

Médecin-Major de réserve, etc.

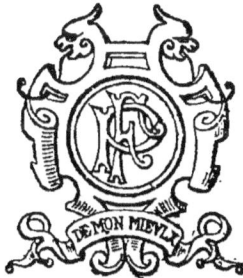

AMIENS

IMPRIMERIE PITEUX FRÈRES

32, RUE DE LA RÉPUBLIQUE, 32

—

1894

30 Septembre 1894.

A Monsieur Frédéric Petit, Sénateur,
Maire de la ville d'Amiens.

Monsieur le Sénateur Maire,

Veuillez me permettre de vous offrir, en vous le dédiant, ce petit manuscrit, que j'ai fait à mes heures de loisir, à propos de l'inspection médicale des Écoles.

Sachant tout l'intérêt que vous portez aux enfants du peuple, à leur santé comme à leur instruction et à leur éducation, j'ose espérer que vous y ferez bon accueil, comme M. Camus, Inspecteur de nos Écoles, qui en a approuvé le plan et que je regrette de ne plus retrouver ici.

Agréez, je vous prie, l'assurance de tout mon dévouement avec l'expression de ma considération la plus distinguée.

Dr PEAUCELLIER,
Médecin de la 3e circonscription du Bureau d'hygiène
de la ville d'Amiens.

NOTIONS

SUR

L'HYGIÈNE DES ÉCOLES COMMUNALES

ET DES ENFANTS DU PEUPLE.

«.Le rôle de l'hygiéniste ne cède
rien à celui du médecin, car si l'un
guérit, l'autre prévient les maladies. »

PRÉFACE DE L'AUTEUR.

Chargé, depuis une dizaine d'années, d'inspecter, au
point de vue de l'hygiène, quelques-unes des écoles
de la ville d'Amiens, j'ai pu faire quelques remarques
et acquérir une certaine expérience, dont je désire
faire profiter ceux qui, comme moi, auront l'honneur
de visiter les établissements qui abritent les enfants
du peuple, pendant le temps de scolarité prescrit par
la loi et exigé par les règlements.

L'un des bienfaits de la République, sinon le prin-
cipal, a été de répandre à profusion l'*Instruction* et
de l'avoir mise à la portée de tous. Mais elle a besoin
du concours de chacun pour mener à bien sa noble

entreprise. Et, ce n'est pas en vain qu'elle s'est adressée au corps médical, comprenant que les enfants, plus encore que les adultes, ne peuvent bien s'appliquer au travail que s'ils se portent bien : *Mens sana in corpore sano*. L'étude, en effet, n'est profitable qu'à celui qui peut s'y livrer tout à fait et s'y adonner entièrement. Or, quelle plus grande gêne ou distraction que les souffrances physiques et que la maladie, en un mot ! Et, qui pouvaient mieux en préserver les enfants que les hommes de l'art, que les médecins, aidés et secondés par les instituteurs ou les maîtres-adjoints des écoles !

Imbues de ces principes et en appréciant toute l'importance, les municipalités des grandes villes et des centres populeux, n'ont reculé devant aucun sacrifice pour garantir et assurer la santé des enfants et ne tarderont sans doute pas à être imitées par toutes celles qui sont désireuses de bien faire et sont jalouses des intérêts des pauvres ! Mais la ville d'Amiens, grâce à l'initiative, à la sagacité et à la fermeté de M. F. Petit, sénateur et maire de la capitale de la Picardie, a montré l'exemple, et même marqué le pas, en faisant faire une inspection bimensuelle et *sérieuse*, au point de vue médical, dans chacune de ses écoles et dans chaque groupe scolaire, comprenant les écoles maternelles et les classes primaires.

C'est en collectionnant les rapports de mes excellents confrères, et en les comparant aux miens, que je me hasarde à transcrire ces notes et à confectionner ce petit manuel d'hygiène scolaire, *sans prétention aucune.*

Je n'ai, en effet, d'autre ambition que celle de vulgariser les notions élémentaires de l'hygiène scolaire et d'indiquer la meilleure méthode à employer pour aider l'instituteur dans la tâche qui lui a été confiée, et qu'il a acceptée, de bien élever, bien instruire et bien éduquer les enfants pauvres, tâche ardue qu'il sait déjà fort bien remplir à *Amiens.*

Puissent mes petits conseils, qui compléteront ou développeront les instructions données tout récemment par la Préfecture, d'après un ordre ministériel, être lus et observés, et porter leurs fruits ! Et que chacun apporte donc ainsi sa pierre à l'édifice !!!

Dr PEAUCELLIER,
Médecin-Inspecteur des Écoles de la ville d'Amiens.

INTRODUCTION ET PROGRAMME.

Après avoir donné, sur les éléments et les milieux ambiants (air et eau), les notions indispensables à connaître et avoir mentionné les conditions nécessaires à notre bien-être, j'indiquerai les meilleurs moyens d'en tirer tout le profit possible, ce sera l'objet de la première partie de ce petit travail.

Dans la seconde partie, je donnerai tous les renseignements voulus sur les principales affections que l'on rencontre ordinairement chez les enfants et que nous pouvons observer à l'école, celles du moins qui, quoique vulgaires, sont les moins bien connues, car il importe beaucoup de les mettre *toutes* en évidence et de bien indiquer les moyens de les éviter ou de s'en préserver, pour tous ceux qui sont soucieux de la bonne hygiène des écoles, et qui sont chargés, à un titre quelconque, de l'éducation de la nouvelle génération, qui est l'*espoir de la France !*

Tout dépend, du reste, des mesures hygiéniques prises dans l'école, qui, en réalité, est un milieu infiniment plus salubre que la plupart des habitations particulières des écoliers, comme l'a fort bien dit M. le Dr Mangenot, de Paris, au récent Congrès de Budapest.

PREMIÈRE PARTIE.

DE L'AIR.

Indispensable à notre existence, cet élément agit à deux points de vue :

1° En tant qu'aliment, dont les qualités dépendent de sa composition chimique.

2° En tant que milieu, par ses propriétés physiques de pression et de température.

L'air libre, puisé n'importe où, renferme de l'oxygène, de l'azote, de l'acide carbonique et de la vapeur d'eau, dont la proportion variable fait dire que l'air est sec ou humide (deux conditions importantes à envisager au point de vue hygiénique).

La respiration entretient la vie dans nos organes par l'intermédiaire du sang, qui emprunte à l'air, dès son arrivée dans les poumons, l'oxygène nécessaire à la combustion, dans les cellules de l'organisme, des aliments introduits dans l'économie par les voies digestives.

On a déterminé la quantité d'oxygène nécessaire à la respiration, et on a constaté, qu'en moyenne, l'homme consomme, par heure, de 20 à 25 litres d'oxygène, il exhale, dans ce même temps, 15 à 20 litres d'acide carbonique et 30 grammes de vapeur d'eau.

Partant de ces données, on a pu fixer les conditions limites de l'air dans lesquelles peut s'effectuer convenablement la respiration et indiquer les conséquences fàcheuses de l'air confiné, deux notions importantes pour l'hygiéniste ; je ne m'occuperai que de la dernière, dont l'asphyxie est le dernier terme.

L'*asphyxie* résulte de la mauvaise qualité de l'air respiré (air trop pauvre en oxygène ou trop riche en acide carbonique), que l'on peut observer dans tout appartement exigu, clos de toutes parts et non ventilé. A ces causes d'asphyxie s'ajoute encore l'influence de matières exhalées par la peau, les secrétions et les vètements dont le pouvoir toxique est indiscutable. L'asphyxie peut ètre aiguë ou rapide, chronique ou lente. Dans le premier cas, à un sentiment de malaise général succèdent bien vite une certaine gène de la respiration, des vertiges, des nausées, puis, souvent, perte de connaissance ou simple étourdissement, et enfin *la mort*.

Dans le deuxième cas, c'est-à-dire chez les personnes qui vivent habituellement dans des atmosphères confinées, mais moins altérées que dans le premier cas, des accidents moins brusques, mais tout aussi redoutables, se produisent, ainsi la santé s'altère, la pàleur de la face trahit l'anémie consécutive, l'organisme s'affaiblit de plus en plus et donne prise aux

affections qui guettent la misère physiologique, telle
que la *tuberculose*.

Il y a donc une grande importance à construire
des logements assez spacieux pour laisser à chaque
enfant la quantité d'air nécessaire au bon fonction-
nement de ses organes (notamment à l'âge de la croissance, où les fonctions sont si actives), et à disposer
des appartements assez bien ventilés pour y avoir
toujours un milieu respirable, convenable et inca-
pable de produire l'asphyxie aiguë ou chronique.

Les écoles doivent remplir ces conditions indispensables de salubrité et de santé et les remplissent
déjà à Amiens.

Non seulement il faut éviter l'encombrement, même
dans les locaux les plus spacieux et les mieux ventilés, mais encore il faut y surveiller le chauffage et
l'éclairage : la *température* des salles d'école doit
être de 16° environ, sans que l'état hygrométrique de
l'air souffre du chauffage, vu la nécessité de la vapeur
d'eau en quantité convenable pour le bon fonction-
nement de l'organe respiratoire ; le meilleur mode
d'*éclairage* sera celui qui viciera le moins l'air respirable et ne l'échauffera pas trop : à ces points de
vue, les lampes à incandescence l'emportent sur les
autres lumières.

L'air est aussi plus ou moins chargé de poussières,
dont les unes *minérales* peu nocives, d'autres *organiques* et d'autres *vivantes* plus dangereuses, c'est

parmi ces dernières que se trouvent les spores et
germes de microbes, dont le nombre dépend de l'endroit même où l'on se trouve (on a constaté, en effet,
plus de microbes dans l'air du centre des villes qu'à
la campagne). Les vents d'est, toujours secs, sont
ceux qui facilitent le plus la dissémination des microbes et, par suite, le développement des maladies
infectieuses, telles que bronchites, pneumonies et
grippes, et les bactéries attachées au sol humide sont
facilement soulevées par le moindre mouvement de
l'air, quand l'humidité disparaît : aussi faut-il s'en
préserver par le *nettoyage à grande eau* et non par
le simple balayage à sec des cours et des parquets,
et éviter également de disperser les poussières dé-
posées sur les meubles avec des plumeaux : mieux
vaut les essuyer avec des linges.

DE L'EAU.

Cet élément est aussi indispensable que l'air, mais
comme lui, sinon plus que lui, il est plus ou moins
défectueux et sujet à caution, tel du moins que nous
l'offre la nature, ou plutôt que nous le trouvons à
notre portée, car, si l'eau de source est indemne et
pure, les eaux de pluie et des réservoirs, et surtout
de rivière, sont plus ou moins souillées et altérées,
impures ou infectées.

D'une manière générale, l'eau contient, en dissolution, des *gaz,* des matières *minérales* et des matières *organiques.*

Les gaz dissous dans l'eau sont : de l'acide carbonique, de l'oxygène, de l'azote et d'autres gaz, tel que l'acide sulfhydrique.

Les matières minérales proviennent du sol, que les eaux traversent, tels que les carbonates et les sulfates de chaux, les chlorures, etc., qui entrent dans la composition des diverses eaux minérales, etc.

Les matières organiques comprennent des êtres vivants (ou leurs produits) en suspension ou en dissolution, et une bonne eau doit en être privée, mais l'eau recèle aussi, bien souvent, des microbes dont quelques-uns indifférents et d'autres nuisibles et capables de causer des maladies graves comme la fièvre typhoïde.

Ainsi donc il faut se méfier de l'eau que l'on va boire, comme de l'air que l'on va respirer, et s'il y a des conditions exigibles au milieu que l'on doit habiter, il y a des caractères reconnus indispensables aux eaux potables.

L'eau potable, en effet, doit être limpide, claire, fraîche (de 4° à 10°); et, pour être stimulante de la digestion, elle doit contenir en dissolution de l'oxygène, de l'azote (air) et un peu d'acide carbonique (ces gaz donnent à l'eau une saveur agréable), elle doit renfermer aussi un peu de matières minérales pour remplacer celles que nous éliminons à chaque instant.

Quant aux matières organiques et surtout aux germes plus ou moins pathogènes, elle doit en être débarrassée par une filtration sérieuse.

Les origines de l'eau étant variables, les qualités sont en rapport avec celles-là et diffèrent suivant que l'on envisage : l'eau de mer qui est trop minéralisée, l'eau des sources captée dès son origine (et partant pure), l'eau des puits artésiens, qui s'en rapproche, l'eau des puits ordinaires sujets à subir des infiltrations de voisinage (qui est moins sûre), l'eau des rivières plus ou moins contaminée dans les villes ou dans leur parcours, l'eau des étangs, des mares, très insalubre, l'eau des citernes qui récoltent les eaux de pluie qui n'est guère utilisable pour l'alimentation qu'après filtration.

Puisque l'eau est aussi dangereuse que l'air et peut comme lui occasionner des maladies, nous devons la purifier également avec soin.

De ces maladies, les unes sont dues à des organismes relativement gros et généralement visibles à l'œil nu (vers parasites, tœnias, ascarides, oxyures vermiculaires, filaire et douve du foie). Les autres sont produites par des microbes parasitaires et pathogènes (fièvres typhoïdes).

La filtration, l'épuration chimique et la chaleur permettent de débarrasser l'eau des germes dangereux qu'elle renferme, mais malgré la perfection des filtres comme ceux de Maignen et de Chamberland, le moyen de purification le plus efficace et le plus sûr est de porter l'eau à l'ébullition prolongée (une agitation lui rendra facilement les gaz qu'elle aura ainsi perdus), et, en temps d'épidémie, il ne faut user que de l'*eau bouillie,* aussi bien pour les ablutions journalières qu'en boisson.

Après ces notions sommaires et ces courtes données sur ces deux éléments qui entretiennent notre vie et que, partant, l'on ne saurait trop bien étudier, je vais entreprendre la description de certaines maladies transmissibles ou contagieuses dont la connaissance, ai-je dit, importe beaucoup à tous ceux qui ont la garde des enfants de nos écoles.

PRÉAMBULE

à la deuxième Partie.

———

Dans la seconde partie de mon petit opuscule, je crois inutile de décrire les fièvres continues et éruptives, dont les symptômes sont maintenant connus de tous et les signes reconnus, dès leur apparition. Je rappellerai ici que les **maladies contagieuses** qui peuvent prendre le caractère épidémique, c'est-à-dire frapper simultanément ou successivement, un certain nombre d'enfants, sont transmissibles par *imitation,* par *contact* ou par *contage.*

Les premières sont les maladies du *système nerveux,* telles que les différents *tics,* la *chorée* et quelques manifestations de *nature hystérique,* qui nécessitent l'expulsion des enfants qui en sont affectés.

Les secondes sont de *nature parasitaire,* telles que les *teignes,* la *gale,* les *conjonctivites purulentes,* voire même l'*impétigo,* qui commandent également l'exclusion temporaire plus ou moins prolongée.

Quant aux maladies transmissibles par le contage (les plus graves de toutes), elles seront évitées en observant certaines règles. Ces règles sont des mesures hygiéniques de premier ordre ayant trait : aux soins de la toilette, à la propreté du corps comme des vêtements (au lavage, en particulier, des mains, de la bouche et des fosses nasales avec un liquide antiseptique, répété plusieurs fois par jour et surtout avant les repas) et aussi à l'usage comme eau de boisson d'une eau pure ou de source (telle que l'*eau de la Santé* recommandable entre toutes) ou de l'eau bouillie et filtrée (comme je l'ai recommandé dans la première partie de ce petit travail).

Je m'occuperai surtout des affections de la seconde catégorie, celles de nature parasitaire, telles que les *Teignes.*

TEIGNES.

De toutes les affections des enfants, les *teignes* méritent le plus toute notre attention ; car, plus ou moins évidentes, elles ont été prises quelquefois pour d'autres maladies cutanées et réciproquement. Que d'enfants atteints de simples eczémas chroniques et impétigineux du cuir chevelu ont été congédiés à tort ! Combien d'autres affectés de véritables teignes ont été conservés dans les classes et sont devenus inconsciemment des foyers dangereux de contagion !

Pour les étudier et en esquisser les caractères, je

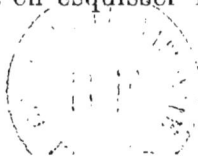

2

ferai appel à mes souvenirs et je tâcherai de me remémorer les bonnes leçons de mon vénéré et regretté maître de Saint-Louis, le Dr Lailler : sous le nom de *teignes,* on entend les diverses affections causées et entretenues par la présence de végétaux ou de champignons, dans les poils ou dans les substances cornées de la peau. Eminemment *contagieuses*, les teignes nous sont transmises par les animaux médiatement ou immédiatement : ainsi le chat peut attrapper le *favus* de rats ou de souris et le transmettre aux enfants qui jouent avec lui sans aucune méfiance.

Les teignes en se développant là où il y a des poils et des cheveux ont là un signe particulier qui sert à leur diagnostic, si bien que les auteurs ont longtemps désigné sous ce nom toutes les éruptions du cuir chevelu, mais bien à tort (nous l'avons dit).

Les teignes affectent ordinairement la disposition *arrondie,* la forme des éruptions qu'elles provoquent est *nummulaire* (ce qui tient à ce que le champignon se développe par extension centrifuge); de nummulaires, les lésions teigneuses ne tardent pas à devenir *annulaires*, (le centre de la plaque guérissant alors que sa circonférence va s'étendant de jour en jour); et c'est de l'accolement de ces anneaux que résulte une série d'arcs de cercle à bords festonnés dont la configuration a une valeur diagnostique considérable, presque caractéristique, parce qu'il n'y a guère que la syphilis qui, dans certains cas, donne lieu à des éruptions circulaires et circinées.

La lésion teigneuse se caractérise encore par sa *superficialité* qui fait qu'elle peut disparaître sans laisser de trace appréciable.

Les productions épidermoïdes sont attaquées par le champignon au même titre que l'épiderme ; c'est ainsi que les cheveux sont altérés dans leur couleur, dans leur forme et dans leur consistance et c'est pourquoi les poils deviennent pâles, ternes, gris-cendrés, tombent ou se cassent facilement.

Un fait important à retenir c'est l'*auto-inoculation* de la lésion teigneuse (ce qui sert à reconnaître une lésion suspecte).

C'est dans le jeune âge surtout que l'on rencontre les teignes et particulièrement chez les lymphatiques et les misérables. Eminemment variable, la durée des teignes est subordonnée aux traitements employés, au terrain sur lequel elles évoluent et aux *conditions hygiéniques* dans lesquelles sont placés les malades.

Avant de décrire chacune des teignes, je signalerai les généralités thérapeutiques qui découlent des considérations précédentes. La première chose à faire est d'ordonner l'*isolement* du teigneux, et cela est si nécessaire que Lailler dit que, dans le cas où le diagnostic resterait hésitant, on doit agir comme si la teigne était en pleine évolution. La durée du traitement variera avec le genre de teigne, avec la propreté de l'enfant: selon Lailler la moyenne de séjour des enfants traités dans son service, était d'une année. Les moyens généraux employés par Lailler étaient l'*épilation* et les substances parasiticides. Au traitement local, il faut adjoindre les bons effets d'un traitement général approprié, dont les reconstituants feront tous les frais.

Teigne faveuse. — Elle est caractérisée par l'apparition sur le cuir chevelu de croûtes sèches d'un beau *jaune-soufre* ou *jaune d'or* plus ou moins épaisses et larges, suivant leur ancienneté, croûtes fortement enchâssées dans le derme, déprimées en *godets,* offrant sur leur cassure un aspect franchement pulvérulent. Tantôt ces godets émergent de la peau qui est rouge et leur forme comme une auréole ; tantôt les croûtes faviques sont mêlées à des croûtes purulentes et à des masses squammeuses qui témoignent d'une irritation produite par le parasite *achorion* ou par les grattages. Le favus détermine assez rapidement une décoloration des cheveux qui ne tardent pas à tomber. Le favus exhale une odeur caractéristique comparée à l'*odeur de souris*. — Ceux des godets faviques qui sont isolés sont traversés par un cheveu. (C'est là un caractère presque constant). Les godets se déforment, leur dépression centrale s'efface, les croûtes se fondent par leurs bords (ce qui peut, à un certain moment, rendre le diagnostic douteux et nécessiter l'examen microscopique de la poudre jaune).

La substance pulvérulente des godets faviques est constituée par des spores et des tubes qui caractérisent *un parasite végétal* découvert en 1839 (le champignon de la teigne *urcéolaire* et *scutiforme* de Bazin).

Teigne tonsurante (Tondante) due au *Trycophyton* (Trycophytie du cuir chevelu). — Elle est la plus fréquente et la plus rebelle de toutes les teignes. Elle est une véritable calamité pour quelques écoles et certains orphelinats, d'où elle est, paraît-il, souvent importée dans les familles. Le premier phénomène par lequel s'annonce la Tondante est une démangeaison, et, si souvent ce signe subjectif passe inaperçu, c'est que les enfants ne s'en plaignent pas et que l'attention des parents est éveillée alors seulement que se montre sur le cuir chevelu *des plaques arrondies* ou *ovales* sur lesquelles la peau (par le fait d'une production épidermique exagérée) devient *pityriasique* et prend *une apparence crasseuse caractéristique*. Dans ces points, les cheveux à leur émergence sont enserrés dans une collerette squameuse et perdent leur parallélisme, sont inclinés en tous sens, mêlés et enchevêtrés et comme en *broussaille*.

Cette plaque de tondante s'élève, par la suite, ses bords restant toujours assez nettement délimités. On voit bientôt les cheveux clairsemés, çà et là des cheveux courts dont la pointe émerge d'un cône formé de squames épidermiques. Ces tronçons de cheveux sont plus gros que des cheveux sains coupés au même niveau (obésité due aux spores qui ont dissocié par écartement les fibres qui les constituent). Cette infiltration des cheveux par le *Trycophyton* augmentant, le cheveu perd de sa résistance et casse avec une telle facilité que, chaque jour, les cheveux longs deviennent plus rares, les cheveux courts plus nombreux, si bien que, à un moment donné, on a sous les yeux une surface arrondie ayant l'aspect d'une *tonsure*. Cette apparence, cet aspect chagriné sont dus à la saillie des orifices pileux desquels émergent les cheveux cassés à une hauteur et en quantité variant avec leur envahissement parasitaire.

Il arrive parfois qu'au lieu d'une plaque circonscrite, on trouve seulement au cuir chevelu *une apparence squammeuse diffuse,* des cheveux un peu ternes, puis, çà et là, un cheveu cassé non encore engaîné ou quelques cheveux longs, mais pliés à angles obtus, se cassant facilement.

Sous forme, soit de *vraies tonsures,* soit de simples *taches squammeuses,* l'éruption fait des progrès incessants ; les premières plaques grandissant par leur circonférence, il s'en forme de nouvelles et, à la longue, tout le cuir chevelu est envahi par le champignon.

Le diagnostic de la tondante n'est vraiment difficile qu'avant la production de la tonsure, car alors la tricophytie doit être distinguée de l'eczéma et du pityriasis. — Mais la diffusion de ces deux affections au lieu de la localisation spéciale de la teigne tondante, est un signe qui permet le diagnostic à priori ; ajoutons à cela que dans le cas d'eczéma proprement dit, il y a eu une période de suintement et qu'il n'y a ni *cheveux cassés,* ni cheveux qui *cassent* à la traction.

Pelade. — Nom donné par M. Bazin à une affection cutanée caractérisée par une *chute* temporaire ou définitive des poils (avec ou sans achromie) des surfaces cutanées devenues ainsi *glabres*. Les surfaces *atteintes* sont arrondies, nummulaires, s'étendent et se rejoignent par leur circonférence, ce qui donne à leurs bords une apparence festonnée. Il y a deux aspects dus à la pelade, suivant Lailler, *(la pelade décalvante* étant due à la même cause que la *pelade achromateuse)* plutôt que deux variétés. — La pelade débute par des démangeaisons qui apparaissent en un point où les cheveux ont un aspect terne et un peu poudreux, et elle se manifeste par un endroit glabre du cuir chevelu ; cette plaque glabre est souvent lisse et luisante comme de l'ivoire ; (c'est tout au plus s'il reste là quelques poils follets et décolorés qu'on arrache facilement) ; le derme y est décoloré, dépigmenté et comme atrophié. — Les plaques de pelade une fois formées, la maladie peut se terminer soit par le rétablissement progressif de l'état normal avec ou sans retour agressif, soit par une *alopécie définitive.*

En dehors de quelques cas exceptionnels où l'on découvre les débuts de la *pelade* (aspect tomenteux du cuir chevelu, apparence terne des cheveux, *un nid de duvet*), cette affection se reconnaît seulement par la calvitie, par l'apparition d'une ou plusieurs plaques blanches, laiteuses, absolument glabres et déprimées ou non. C'est la troisième période, période caractéristique de la pelade.

La localisation des plaques de pelade est moins variable que celle de la tondante : ainsi c'est souvent sur l'un des côtés de la nuque qu'apparaît la première plaque.

La nature parasitaire de la *pelade* a été discutée, mais sa contagion est probable, quoique moins fréquente que celle du *favus* et de la *tondante*. Le diagnostic de la pelade est facile, car *seule* elle se présente avec ces plaques *blanc laiteux, lisses comme l'ivoire.* — Mais il est très fréquent de trouver chez les enfants qui ont eu des éruptions du cuir chevelu prolongées (de l'impétigo ou de l'eczéma), il est de règle même de trouver, çà et là, des plaques semées au milieu des cheveux sains, lesquelles pourraient donner le change, si on ignore les antécédents et si on ne se convainc pas qu'elles ne changent pas d'aspect, *que leur diamètre ne varie pas* et que les cheveux y restent indemnes.

D'une façon générale, la terminaison de la *Pelade* est la guérison complète, mais souvent *une place reste glabre* définitivement, ou bien il y a *une mèche de cheveux décolorés,* révélatrice de son passage.

Après avoir ainsi décrit, avec assez de détails, les **Teignes** (Favus, Tondante et Pelade) parce qu'elles sont les moins étudiées des maladies *contagieuses* et *transmissibles,* et aussi pour les mieux faire reconnaître de ceux qui soignent les enfants, je laisserai de côté, avec intention, le traitement médical spécial à chacune d'elles, pour répéter, avec mon ancien et regretté maître, le Dr Lailler, que le seul moyen d'arriver à leur extinction dans les écoles serait d'exiger, de tout enfant, un certificat attestant qu'il ne porte *aucune affection contagieuse,* et, je voudrais ávec lui, qu'aucun enfant ne pût entrer dans un établissement public, *porteur d'une teigne !* Je voudrais même que l'enfant n'entrât à l'école qu'avec une *patente nette !* Car il y va de la santé publique comme de la sécurité, voire même de la prospérité, de nos écoles ! Je dois ajouter que si l'étude des Teignes est devenue plus claire, grâce à la précision des démonstrations de M. Sabouraud, la connaissance des faits nouveaux réclame encore une instruction spéciale.

Quant à la **Gale,** relativement rare dans nos écoles et qui trahit la présence de ses parasites par des éruptions et des sillons *typiques* sur la peau avec *d'intolérables démangeaisons,* je ne crois pas devoir en parler longuement.

L'*isolement* des personnes atteintes, le traitement classique et des bains sulfureux prolongés pour terminer sont, sinon les seuls, du moins des moyens propres à empêcher l'extension de la Gale et à assurer la guérison des sujets envahis ou contaminés par le maudit *acare* ou *sarcopte*.

On méconnaît cependant souvent les petites vésicules transparentes *initiales* et *prurigineuses* de cette vilaine affection contagieuse.

AFFECTIONS DU NEZ ET DES OREILLES.

Sans entrer dans tous les détails de ces affections, je décrirai les otites externes et les maladies du nez, que l'on rencontre le plus souvent chez les enfants. Les inflammations du conduit auditif externe se distinguent en inflammations *circonscrites* et inflammations *diffuses,* suivant que le conduit est atteint seulement en certaines de ses parties ou dans toute son étendue, de dehors en dedans. Dans le premier cas, il s'agit souvent de *furonculose,* qui se rencontre assez rarement chez les enfants. Dans le deuxième cas, c'est-à-dire dans l'otite externe diffuse, il y a de l'otite moyenne aiguë en même temps. L'affection alors est d'ordinaire *unilatérale,* plus fréquente dans l'enfance, très douloureuse ; elle débute par de la tension et de la démangeaison dans l'oreille, avec chaleur, battements, bruits subjectifs et de la fièvre. Les douleurs deviennent intolérables et irradient à la moitié correspondante de la tête, s'exaspérant par les mouvements de la mâchoire. Dès le premier jour, il se produit une secrétion séreuse, souvent teintée d'abord en jaune-verdâtre, parfois mêlée de sang, qui, plus tard, devient visqueuse et muco-purulente. Mais en même temps que les signes inflammatoires se calment, la secrétion, elle aussi, se modère et se tarit. D'autres fois, l'inflammation passe à l'état chronique ; la persistance de la secrétion tient alors soit à l'état de la peau du conduit elle-même qui reste enflammée, soit à un écoulement de la caisse, si la membrane du tympan est perforée.

L'inflammation chronique du conduit auditif externe s'observe aussi sans qu'il y ait eu antérieurement d'inflammation aiguë ; il s'y établit une secrétion avec ou sans tuméfaction du revêtement cutané, et plus ou moins persistante. — Tel est le traitement de l'otite externe : si les manifestations inflammatoires sont très violentes, on place d'emblée, au pourtour de l'oreille, des compresses *froides*. En même temps, pour calmer les douleurs, on prescrit les bains *tièdes* d'oreilles ou l'application d'éponges *chaudes* (une solution de sublimé au millième est ce qui convient le mieux pour les bains d'oreilles). Le soir et pour la nuit, on fait faire des onctions au pourtour de l'oreille avec de l'onguent gris mélangé à parties égales de vaseline. Si, la période aiguë passée, la secrétion persiste, on pourvoira à son évacuation ; et l'enlèvement régulier des produits secrétés par la *voie sèche* avec des petits tampons de ouate hydrophile peut, à lui seul, amener la cessation de la secrétion.

Lorsque la secrétion dure depuis un certain temps et d'une manière générale dans l'otite externe chronique, l'*acide borique* est des plus utiles en *insufflations*.

Bien que les *Rhinites* soient communes chez les enfants, je me contenterai d'indiquer un traitement abortif du *Coryza aigu* si fréquent et *si gênant* pour l'étude : *Brandt* recommande d'imbiber une éponge de cette solution :

Acide phénique pur .	4 gr.	50
Alcool à 90°	15	» »
Ammoniaque . . .	4	50
Eau distillée. . . .	10	» »

Placer l'éponge dans un cornet en papier et en respirer les vapeurs par le nez, (remède populaire en Allemagne, paraît-il). On peut encore verser quelques gouttes de ce mélange sur du papier buvard, pour *inhalations*.

Cependant l'état de la pituitaire et de la muqueuse naso-pharyngienne doit arrêter notre attention, car il a été démontré que c'est là que se cachent sournoisement certains microbes pathogènes, tels que celui de Klebs et de Loëffler, c'est-à-dire le bacille *diphtérique* qui se réveille ou plutôt prend l'offensive

à un certain moment pour engendrer les fausses
membranes de la *Diphtérie,* en gagnant l'arrière
cavité des fosses nasales, le *pharynx* et le *larynx,*
où il détermine les *angines couenneuses* et le *croup*
avec leurs terribles conséquences.

C'est ainsi que le D* Martin nous a dit dans une
conférence faite à l'*Institut Pasteur,* qu'un jeune
enfant affecté de rhinite (sub-aiguë) méconnue a occa-
sionné le développement de la diphtérie autour de lui,
chez d'autres petits sujets en contact avec lui, qui ont
été ensuite traités avec succès par les inoculations
du vaccin anti-diphtérique (*de Roux*).

Il y aurait peut-être encore lieu de parler un peu
des corps étrangers de l'oreille et du nez, vu la ten-
dance qu'ont les jeunes enfants à introduire dans les
orifices naturels les petits objets qu'ils tiennent à
la main ou qu'ils ont pu saisir. Mais ce serait, je
pense, entrer dans le domaine de la chirurgie ou du
spécialiste et je me contenterai de recommander
expressément aux maîtres des écoles de ne pas in-
tervenir intempestivement et de renvoyer ou d'adresser, *de suite* et d'urgence, l'enfant à la consultation
et à l'examen de l'homme de l'art, vu les accidents
consécutifs à redouter après des manœuvres mala-
droites ou mal dirigées, comme me le signalait der-
nièrement un confrère (*consulté après coup*).

A propos de l'**Épistaxis** plus ou moins abondant
qui effraie parfois et pour lequel on a quelquefois

bien de l'embarras, en l'absence du médecin, je signalerai un procédé très simple de l'arrêter : en se rappelant que l'écoulement du sang par les narines provient souvent, sinon toujours, d'une lésion de l'artériole qui irrigue la muqueuse de la cloison, un praticien a eu l'idée heureuse d'appliquer l'extrémité du doigt sur le point présumé de l'hémorrhagie nasale, et a pu ainsi faire cesser un saignement de nez qui avait résisté aux autres moyens (application de tampon de ouate imbibé de perchlorure de fer ou cautérisation au nitrate d'argent).

Au lieu de faire une application aussi directe, on pourra venir à bout des *épistaxis ordinaires* en pinçant, durant un certain temps, les narines entre deux doigts et en recommandant à l'enfant de respirer par la bouche (*ouverte pendant ce temps*).

AFFECTIONS DE LA GORGE ET DU LARYNX.

Je n'ai pas le dessein de décrire ici les diverses angines aiguës ou chroniques, ni les différentes laryngites. Je me contenterai de signaler leur importance : elles sont du reste plus ou moins graves.

L'*angine tonsillaire aiguë* occasionne parfois une dysphagie et une dyspnée considérables qui cèdent à l'évacuation spontanée ou provoquée du pus collectionné sous la muqueuse péri-amygdalienne.

La *laryngite spasmodique* (qui a fait l'objet de ma thèse), détermine souvent les symptômes alarmants du croup qui mettent les parents de l'enfant atteint par ce faux croup, dans une grande anxiété ou dans une certaine inquiétude (*que j'ai dissipées plusieurs fois*).

Enfin l'apparition *de points blancs* ou de fausses membranes dans la gorge doit faire redouter les manifestations de la *diphtérie* et doit être l'objet d'un examen minutieux, selon mon maître, le Dr Bergeron, qui *m'apprit à bien reconnaître* les angines *herpétiques*. On doit les faire voir, *le plus tôt possible,* au médecin qui les ensemencera lui-même ou les remettra au laboratoire de Bactériologie.

Il convient donc de recueillir précieusement la moindre parcelle de ces exsudats qui a pu être rejetée par l'enfant malade, dans une expectoration; et, selon le Dr Roux, il est nécessaire d'examiner souvent la gorge des enfants pour en surprendre l'apparition au début. Les instituteurs, comme les mères de familles, doivent même habituer les enfants, dès le plus jeune âge, à faire voir ou à bien montrer leur gorge pour faciliter ensuite l'examen du médecin en cas de maladie du pharynx et du larynx ou d'*altération de la muqueuse* qui les tapisse. Nous conseillons vivement les *irrigations buccales et naso-pharyngiennes* comme mesure d'hygiène pour le bon entretien de ces cavités, dans le cours des épidémies *diphtériques*, et telles que je les ai vu faire, chez les enfants, à l'*Hôpital Trousseau.*

Je pourrais m'étendre davantage sur ces affections, *(dont je m'occupe particulièrement),* mais je ne veux pas entreprendre la description des angines et des laryngites chroniques, *(granuleuses ou non)* ni celle de la symptomatologie des *grosses amygdales* et des *végétations adénoïdes,* qui ne sont pas de la compétence des personnes étrangères au corps médical et qui ne doivent être traitées que par les *spécialistes.*

Je ne parlerai pas de l'*ozéne,* cette rhinite chronique, insupportable par sa *fétidité;* mais je dois signaler aux maîtres d'école la corrélation qui existe entre les affections de la gorge et celles du nez et les mettre en garde contre certaines *semi-surdités,* certains *bourdonnements d'oreille* qui dépendent uniquement des lésions naso-pharyngiennes, en question, et disparaissent avec elles.

_____

DES OPHTHALMIES DANS LES ÉCOLES.

J'emprunte à M. le Dr Valude, médecin de la clinique nationale des Quinze-Vingts, à Paris, les réflexions suivantes publiées dans l'*Union médicale.*

Les médecins inspecteurs des écoles sont parfois assez embarrassés vis-à-vis des ophthalmies qui surgissent, plus ou moins épidémiquement, parmi le personnel d'enfants soumis à leur examen. La première difficulté, qui n'est pas facile à trancher, est celle de savoir si l'affection est, ou non, épidémique ou contagieuse, si l'enfant peut être maintenu à l'école ou doit en être éloigné.

L'exclusion de l'école ne va pas ordinairement sans de vives protestations de la part des parents et cette mesure doit être prise *en connaissance de cause.* Il reste ensuite la question du traitement. Envisageons les ophthalmies les plus fréquentes, et d'ailleurs légères, qui naissent si souvent dans les salles d'écoles et qui sont soumises, au moins dans leur première période, à l'examen des médecins inspecteurs de ces écoles.

Dans ces conditions spéciales, on rencontre très fréquemment deux variétés d'inflammation, conjonctivales :

1° La **conjonctivite catarrhale,** affection très contagieuse qui légitime absolument toutes les mesures d'expulsion dont sont frappés les enfants des écoles.

2° La **conjonctivite phlycténulaire,** maladie diathésique, mais qui n'est pas contagieuse, dans sa forme pure. (Il existe en effet des formes mixtes où les deux affections précédentes se trouvent associées).

A côté de ces deux sortes d'ophthalmies, il faut compter encore l'ophthalmie granuleuse, peu fréquente dans nos climats, et la conjonctivite papillaire qui ne peut être confondue avec la conjonctivite granuleuse vraie.

3

Voici, en résumé, quelles sont les quatre variétés de conjonctivites dont les enfants des écoles sont le plus communément justiciables. Enumérer leurs signes distinctifs et donner, en ses grandes lignes, le traitement qui doit leur être appliqué, tel est le but de cet exposé :

1° La **conjonctivite catarrhale** se manifeste objectivement par les symptômes suivants : les paupières sont un peu gonflées, très peu et d'un rouge-bleuâtre, le bord en est quelquefois baveux et enduit de cire aux angles. Si l'on écarte les paupières, la conjonctive bulbaire, mais surtout la palpébrale, apparaît rouge, *d'un rouge vermillon*.

Au fond du cul-de-sac inférieur et dans l'angle interne, vers la caroncule, mais surtout et toujours dans le cul-de-sac inférieur, on voit un filament jaunâtre de muco-pus.

L'enfant a les yeux collés, le matin, et se plaint de sécheresse et de cuisson des yeux ; quand on observe ces divers phénomènes, l'affection date de 2, 3, 5 jours ordinairement. Cette maladie est éminemment contagieuse et c'est grâce à elle qu'on voit éclater dans les écoles de véritables épidémies généralisées. L'agent de la contagion est un bacille décrit par Wecks.

2° La **conjonctivite phlycténulaire** se caractérise par la présence, sur la conjonctive bulbaire ou au limbe scléro-cornéen, d'une ou de plusieurs élevures plus ou moins vésiculeuses et d'un rose-blanchâtre. Le reste de la muqueuse est d'un rouge plus foncé que précédemment et surtout on ne trouve aucune trace de secrétion purulente ni d'exsudat muqueux.

L'œil secrète abondamment des larmes et la photophobie accompagne ordinairement le développement de ces accidents. Quand on examine un œil ainsi atteint, il est rare que ces phénomènes soient de date absolument récente ; généralement l'enfant est soumis depuis quelques semaines à des poussées de ces phlyctènes alternant avec des périodes d'intégrité absolue de la muqueuse.

Cette affection, sous cette modalité, n'est pas contagieuse. On l'observe chez des enfants chétifs et surtout strumeux.

On admet toutefois, en pareil cas, la possibilité d'un ensemencement parasitaire qui pourrait provenir d'*impetigo* de la face ou du cuir chevelu, lorsqu'il en existe. Mais il est bien plus fréquent de voir cette inoculation directe avoir lieu par le fait de la *rhinite*, qui est presque la règle en pareil cas. On observe, en effet, pour ainsi dire constamment, de l'écoulement nasal du même côté que la conjonctivite.

Comparons entre elles ces deux variétés de conjonctivites ; aussi bien ce sont, et de beaucoup, les plus fréquentes parmi les enfants des écoles.

Dans la catarrhale, une muqueuse rouge vermillon

et secrétant du muco-pus ; l'affection est très contagieuse et l'enfant doit être rendu à ses parents.

Dans la phlycténulaire, la muqueuse rouge foncé, avec des élevures pustuleuses ; pas de pus, rien que des larmes. La maladie n'est pas contagieuse ; l'enfant peut être maintenu à l'école. En somme, la présence du pus décide de la contagiosité de la maladie.

Il existe une forme mixte entre les deux. On voit, parfois, une ophthalmie qui se caractérise par l'existence de phlyctènes bulbaires, en même temps que la muqueuse se présente avec tous les caractères de l'ophthalmie catarrhale, rouge et secrétant du pus. Cette variété est aussi contagieuse un peu ; son traitement, ainsi que nous le verrons, doit réunir, successivement, les moyens mis en œuvre dans les deux variétés précédentes.

Voici, en quelques lignes, les indications thérapeutiques propres à ces variétés les plus ordinaires de conjonctivites.

Dans la **conjonctivite catarrhale**, on emploiera, en lavage, quatre ou cinq fois par jour, une solution d'acide borique ou la solution thébaïsée (eau distillée 1,000 gr., extrait thébaïque 10 centig.), que Valude a préconisée dans un travail récent (Conjonctivite à fausses membranes et diphtérie oculaire, *Annales d'Oculistique*, février 1894, p. 92). En même temps, on instillera matin et soir, dans les yeux, quelques gouttes du collyre suivant :

Eau distillée . . . . . 10 gr.

Nitrate d'argent . . . . 10 centig.

Laudanum de Rousseau . . 15 gouttes.

Filtrer.

Quand la suppuration sera tombée, on remplacera le collyre au nitrate d'argent par le suivant :

Eau distillée . . . . . 10 gr.

Sulfate de zinc. . . . . 5 centig.

qui terminera la maladie.

L'enfant sera éloigné jusqu'à complète guérison.

Dans la **conjonctivite phlycténulaire,** on pratiquera quotidiennement une irrigation complète des fosses nasales avec l'eau boriquée tiède ; les yeux seront lavés avec la même solution plusieurs fois par jour. Ensuite, on introduira, matin et soir, dans l'œil, soit une petite quantité de poudre de calomel, soit un peu de la pommade suivante :

Vaseline . . . . . . 10 gr.

Précipité jaune . . . . 10 centig.

On évitera les caustiques.

En même temps, le petit malade sera soumis à un traitement général approprié : huile de foie de morue, vin ou sirop iodotannique, bains salés, etc.

L'enfant sera gardé à l'école.

S'il s'agit de la forme mixte (où le catarrhe sera compliqué de phlyctènes), on excluera l'enfant de l'école et on lui appliquera des collyres caustiques, jusqu'à cessation de la secrétion muco-purulente ; ensuite, pour finir, on emploiera la pommade jaune.

Nous n'avons fait que mentionner, jusqu'ici, les conjonctivites granuleuse et papillaire, parce qu'elles sont beaucoup moins fréquentes que les précédentes dans nos climats.

La **conjonctivite papillaire** s'annonce rarement par des phénomènes visibles extérieurement. Les enfants se plaignent de lourdeur dans les yeux, de picotements aux paupières parfois ; les yeux, à les voir à distance, ne semblent pas rouges ou à peine. Si l'on abaisse la paupière inférieure, on observe dans le cul-de-sac inférieur une foule de petites élevures rosées, de petites granulations d'un rose vif et carminé. La conjonctive qui double la paupière supérieure reste indemne et c'est ce qui la distingue de la forme granuleuse vraie. Il n'y a aucune secrétion et pas même de larmoiement.

Cet état de choses peut tenir à des causes diverses : myopie et sensibilité de l'œil à la lumière, ou au contraire, hypermétropie et fatigue accommodative. On observe encore cette affection chez les enfants anémiés et habitant des logements insalubres, sans air ni lumière ; enfin, certaines poussières irritantes peuvent l'occasionner.

Ce qu'il faut savoir, c'est que la conjonctivite papillaire est une affection qui n'est pas contagieuse et même qui est assez insignifiante. Pour la faire cesser, il faut s'attaquer à la cause même et, souvent alors, dans les cas de trouble de réfraction, avoir recours à un spécialiste. Quand la conjonctivite papillaire peut être améliorée par un traitement topique, le meilleur à employer, de beaucoup, est l'attouchement au cristal d'alun pur, du cul-de-sac inférieur, celui-ci étant pratiqué tous les deux jours.

La **conjonctivite granuleuse** ou **trachôme** se manifeste, elle aussi, rarement par des signes extérieurs, en ce sens qu'elle peut exister depuis un temps très long sans s'être fait connaître par aucun symptôme. Un jour, sur cet état granuleux chronique, se greffe une légère irritation qui provoque l'examen et l'on trouve alors l'aspect suivant : la conjonctive bulbaire est saine d'ordinaire ou à peine rosée et terne, les lésions caractéristiques existent sur la conjonctive palpébrale. Celle-ci au niveau des culs-de-sac, le supérieur surtout, est garnie de granulations semi-transparentes d'un blanc-rosé et confluentes. Pas de secrétion purulente ni même muqueuse (sauf dans le cas de poussée aiguë), un peu de larmes seulement. Les signes subjectifs peuvent être un peu de cuisson des paupières, un sentiment de sécheresse de la conjonctive, certains enfants n'accusent aucune sensation anormale tant que l'affection n'est pas entrée dans une phase aiguë.

Cette affection est pourtant contagieuse, mais pas dans la mesure où l'est l'ophthalmie catarrhale ci-dessus décrite. On l'a dit avec raison, la granulation est contagieuse mais a besoin pour évoluer d'un terrain spécial et c'est surtout chez les strumeux, chez les enfants débiles qu'on l'observe.

Il en résulte que la conjonctivite granuleuse ou le trachôme ne se communique guère d'un individu à un autre que lorsque ces sujets se trouvent dans des conditions identiques de constitution, d'habitat, d'hygiène, etc. La promiscuité intime de l'habitation est presque nécessaire à la contagion et celle-ci est plus malaisée dans une école d'externes.

Néanmoins, la conjonctivite granuleuse doit faire prononcer l'exclusion de l'enfant hors de l'école.

Le traitement de cette maladie est long et doit être varié suivant les cas et les étapes de l'affection.

Nous ne pouvons nous étendre sur ce point.

Rappelons cependant qu'à côté des moyens chirurgicaux ou mécaniques de brossage, grattage, de scarifications, les cautérisations au sulfate de cuivre et les lavages de sublimé constituent la base de la thérapeutique de cette affection.

Toutes ces données doivent être prises en grande considération par les médecins chargés de surveiller la santé des écoliers.

MALADIES SCOLAIRES (*proprement dites*).

Voici les mesures qu'indique M. J. Rochard, pour prévenir les maladies inhérentes à la scolarité même :

Lorsqu'on aborde sans parti pris l'examen des troubles que le séjour des écoles et les travaux auxquels on s'y livre, peuvent déterminer dans la santé des enfants, il faut, avant tout, se tenir en garde contre les exagérations, il ne faut pas non plus confondre les lycées et les pensionnats dans lesquels les enfants sont internés, avec les écoles où ils ne passent qu'un tiers de la journée. Le surmenage, en effet, n'y existe qu'à l'état d'exception, lorsque des maîtres trop zélés exagèrent les devoirs de maison, ou lorsqu'ils ont affaire à des élèves qui s'entraînent par émulation, en vue des examens qu'ils doivent passer plus tard.

On ne peut pas mettre sur le compte de l'école l'anémie, la débilité, le nervosisme qu'on observe chez beaucoup d'écoliers des deux sexes ; sans doute, le séjour des classes avec l'encombrement forcé qui y existe, n'est pas absolument salubre, mais lorsqu'elles sont construites conformément aux instructions ministérielles, qu'on prend les mesures qui sont indiquées au point de vue de la propreté, de l'aération et du chauffage, elles constituent pour les enfants un milieu moins malsain que le logement de leurs parents, ils y seront plus hygiéniquement que chez eux et il serait injuste de rendre les écoles responsables du mauvais état de leur constitution.

Il n'y a en réalité que deux affections qu'on puisse qualifier du nom de maladies scolaires, encore sont-elles plutôt des infirmités :

C'est la myopie et la déviation rachidienne.

A. Myopie. — Cette demi-cécité est une des conséquences les plus communes et les plus fâcheuses de l'éducation actuelle. Elle est très rare au moment de la naissance et bien qu'il faille tenir un certain compte de l'hérédité, elle est le plus souvent acquise. Elle résulte, dans l'immense majorité des cas, de la nécessité, pour les enfants, de tenir, pendant une grande partie de la journée, les yeux fixés sur des objets de petites dimensions placés à courte distance.

On la voit s'aggraver d'année en année pendant le cours des études. Cohn (de Breslau) en relevant les observations faites sur plus de 40,000 élèves, a trouvé qu'on comptait à peine un myope sur 100 élèves dans les écoles rurales, 5 à 11 p. °/₀ dans les écoles élémentaires, 10 à 24 p. °/₀ dans les écoles de filles, 20 à 40 p. °/₀ dans les écoles rurales et 30 à 55 p. °/₀ dans les gymnases. Le nombre de myopes oscille entre 35 à 60 p. °/₀ pendant les deux dernières années de l'enseignement, dans les gymnases et les écoles rurales, il monte à 64 p. °/₀ à Breslau, à 75 p. °/₀ à Magdebourg, à 80 p. °/₀ à Erlasgen et à 100 p. °/₀ à Heidelberg.

Des observations analogues ont été faites par les ophthalmologistes français et personne n'en conteste l'exactitude. C'est, du reste, un fait d'observation usuelle. Tout le monde a remarqué la fréquence de la myopie chez les élèves de l'école polytchnique, sa rareté chez les paysans et surtout chez les marins et les pêcheurs qui vivent en face de la mer, (de ces grands horizons), et dont la vue s'exerce sans cesse à reconnaître les navires qui passent au loin dans la brume.

La myopie scolaire est la fréquence de l'effet d'adaptation qu'exige la vision à courte distance, lorsqu'elle s'applique à de petits caractères dont l'œil s'approche de plus en plus pour les mieux reconnaître, surtout lorsque cet exercice se prolonge pendant de longues heures. L'exécution des épures dans les classes de hautes mathématiques est particulièrement fatale à la vue, lorsque l'élève s'y livre dans des salles mal éclairées ou à la faveur de la lumière artificielle presque toujours insuffisante.

La myopie scolaire est une infirmité à laquelle il faut savoir se résigner dans une certaine mesure, elle est du reste comme nous l'avons vu, moins commune et moins grave dans les écoles primaires que dans les collèges et les lycées, et il est plus facile de la prévenir à l'aide des précautions que les hygiénistes ont depuis longtemps signalées et qui ont été formulées d'une façon très précise dans le rapport de la commission ministérielle à ce sujet :

1° Dans les écoles primaires, le maître ne doit jamais permettre aux enfants de lire ni d'écrire à une distance moindre de 30 centimètres, on peut abaisser la limite à 25 pour les écoles maternelles.

Cette prescription est assurément très rationnelle, mais elle est d'une application difficile dans la pratique. Le maître ne peut pas exercer la surveillance incessante qu'elle exige sur tous les élèves de la classe à la fois, il faut un moyen automatique d'empêcher les élèves de trop se rapprocher.

On connaît l'avertisseur du Dr Perrin, le Dr Blayac propose un expédient plus simple qui consiste à fixer aux deux extrémités de chaque table des tiges verticales de bois ou de métal réunies à leurs parties supérieures par une corde tendue au niveau du front des élèves et les empêchant de baisser la tête.

2° L'éclairage doit toujours être suffisant pour que les élèves puissent distinguer sans effort les caractères de leurs livres.

3° Les ouvrages destinés à l'enseignement doivent être imprimés sur un papier blanc ou jaunâtre, jamais une teinte bleue. Les lignes ne doivent pas avoir plus de 8 centimètres et les caractères doivent être assez gros pour qu'il n'y ait pas plus de 7 lettres par centimètre.

On doit refuser tout livre qui, tenu verticalement et éclairé par une bougie placée à la distance d'un mètre, ne peut pas être lu à 80 centimètres avec une vue normale.

Les cartes de géographie, les atlas ne doivent pas être chargés de notes inutiles. Un bon atlas est celui dont tous les détails sont lisibles sans effort à 40 centimètres pour une vue normale et à l'éclairage d'une bougie.

Les cartes murales ne doivent porter qu'un petit nombre de mots, en gros caractères ; les indications diverses doivent être fortement accentuées. Ces cartes ne doivent pas être vernies pour éviter les effets.

4° Un certain nombre d'enfants sont déjà myopes quand ils arrivent à l'école et doivent être l'objet de soins spéciaux. Le maître doit les placer sur les bancs les plus rapprochés du tableau et il faut avoir dans chaque classe quelques tables spéciales, à pupîtres mobiles, pour les élèves dont l'infirmité est très prononcée.

Ceux-là doivent être soumis à l'examen du médecin de l'école avec l'assentiment des parents et autorisés à porter des lunettes dont il indique le numéro.

Il est une mesure indispensable pour corriger la myopie commençante, c'est d'exercer les enfants à distinguer les objets éloignés en les menant dans la campagne et en les habituant à reconnaître, à des distances variées, les différents détails du paysage. Il est facile d'obtenir d'eux qu'ils se livrent de bonne

volonté à un exercice dont ils comprennent la nécessité.

Cette gymnastique de la vision est surtout indispensable pour les élèves des lycées qui n'ont habituellement d'autre horizon que les murs de la classe
ou des cours dans lesquelles ils prennent leurs
récréations.

B. DÉFORMATION SCOLAIRE. — Les déviations de la
colonne vertébrale tiennent aux attitudes vicieuses
que les enfants prennent ou qu'on leur fait prendre
et à la station assise trop prolongée à laquelle on les
soumet.

Elles ont été étudiées avec soin en France, par
Dally, par les Drs Dujardin-Beaumetz, Vallin et
Thorens; en Suisse, par Guillaume de Neuchâtel et
Farnher de Zurich; en Allemagne, par le professeur
Virchow. La Société de Médecine publique s'en est
occupée à diverses reprises et le Dr Schenck, de Berne,
a montré au Congrès des médecins allemands, en
1883, les appareils dont il se sert pour obtenir exclu-
sivement le tracé graphique de ces déformations.

Il en est une qui est pour ainsi dire typique et dont
la fréquence dépasse toutes les autres réunies. Elle
consiste en une courbe unique à grand rayon avec
convexité à gauche, elle se complique d'une élévation
de l'épaule correspondante et d'une inclinaison com-
pensatrice du bassin. On la voit survenir de six à

quatorze ans. Elle est plus commune chez les filles que chez les garçons parce que ces derniers sont plus remuants et font plus d'exercice dans l'intervalle des classes. Le Dr Dubresay, dans le *Manuel d'hygiène scolaire* qu'il a publié en 1887 avec M. Yvois, cite une école suisse dans laquelle on comptait sur 709 élèves, 640 qui présentaient cette déformation typique à un degré plus ou moins prononcé.

Une pareille fréquence est exceptionnelle.

On a pris la moyenne des observations en France et à l'étranger et on a obtenu le chiffre de 30 p. %.

Dally attribuait cette déviation de la taille à l'attitude prise par les enfants pour écrire à l'anglaise. Ce genre d'écriture a été très à la mode, surtout dans les écoles de jeunes filles ; et pour en tracer les caractères très inclinés, il faut que l'enfant se place de côté sur son banc, en s'appuyant sur la fesse gauche et en inclinant la tête du même côté. Le coude correspondant, s'avance et se place en travers de la table afin de maintenir le papier, le droit se rapproche du tronc et s'y applique fortement. Le corps reposant alors sur l'ischion et sur le coude gauche, la colonne vertébrale pressée entre ces deux points s'infléchit et se courbe en entraînant la poitrine dans son mouvement. L'épaule gauche se relève et le bassin s'incline en sens inverse. Avec le temps les ligaments se relâchent, les surfaces articulaires se déforment et la courbure du rachis devient définitive.

Dally a démontré qu'on avait apporté trop d'importance aux muscles dans la production de cette difformité. C'est la pesanteur qu'il faut surtout accuser, lorsqu'elle agit d'une manière continue et dans une attitude vicieuse sur des surfaces articulaires encore dépressibles et sur des ligaments qui se prêtent facilement à la distension. Les enfants qui fréquentent les écoles et particulièrement les jeunes filles sont à l'âge de la croissance rapide et les muscles de la colonne vertébrale n'ont pas encore toute la vigueur qu'ils auront plus tard. Ils se fatiguent à maintenir la colonne vertébrale dans sa rigidité, le corps s'affaisse dans une pose de nonchalance et quand on condamne à l'immobilité forcée ces enfants à qui leur nature et leur constitution imposent le besoin de remuer sans cesse, quand on les force à rester assis pendant six heures chaque jour, il n'est pas surprenant qu'ils prennent une attitude affaissée et qu'ils se déforment ainsi.

La première condition pour prévenir cette difformité, consiste à interrompre plus souvent qu'on ne le fait les travaux qui nécessitent la station assise. Les récréations d'un quart d'heure au milieu d'une leçon de trois heures ne suffisent pas. Il faudrait surtout interdire l'écriture penchée qui exige l'attitude anormale dont nous avons parlé. Les enfants doivent être assis carrément, bien en face de la table, le poids du corps portant également sur les deux ischions et leurs avant-bras appuyés sur la table dans une longueur égale. La ligne des épaules doit être horizontale et parallèle au bord de la table. Le papier doit être droit, maintenu par la main gauche et le maître doit enseigner l'écriture droite à pans verticaux. Ce sont les conseils que la Commission ministérielle a résumé dans la formule suivante qu'elle a empruntée à George Sand : *Ecriture droite sur papier droit, corps droit*, et que M. Javal s'est pour ainsi dire appropriée par les recherches auxquelles il s'est livré à ce sujet, ainsi que par les communications qu'il a faites aux Sociétés savantes.

Ces réflexions judicieuses doivent être prises en considération. Elles méritent toute notre attention, étant donné le résultat de l'observation.

MALADIES ÉPIDÉMIQUES DANS LES ÉCOLES.

Malgré l'hygiène la mieux entendue au point de vue du local et de la tenue des classes, la gente scolaire est un milieu éminemment favorable au développement des épidémies, à cause de sa densité et des divers éléments qui la composent : les petits écoliers sont, en effet, à l'âge où les maladies contagieuses sévissent le plus, telles que les fièvres éruptives, la diphtérie, la coqueluche, les oreillons, les ophthalmies, etc.

Aussi convient-il de formuler des règles précises pour prévenir le développement des épidémies dans les écoles et pour en arrêter la propagation. Et si je n'ai pas cru nécessaire de décrire toutes les maladies inhérentes à l'enfance, j'indiquerai les mesures à prendre pour les prévenir.

L'observation rigoureuse des mesures d'hygiène que j'ai signalées, est la première chose à faire. Le maître doit redoubler de vigilance, dit M. Jules Rochard, lorsqu'une maladie contagieuse règne dans la localité ou aux environs de l'école.

Il suffit alors qu'un enfant paraisse souffrant au moment où le maître passe la visite quotidienne de propreté, (que les règlements lui imposent), pour qu'il doive le renvoyer sans hésitation dans sa famille. Si, dans la journée, il aperçoit un élève qui semble indisposé, qui ne joue pas comme les autres, s'il lui trouve l'air abattu, la peau brûlante, il faut le renvoyer à à l'instant. Lorsque plusieurs enfants ont été ainsi éloignés, à courts intervalles, de l'école, pour des maladies de même nature, l'instituteur s'informera près des parents de ce qui s'en est suivi et il en rendra compte au médecin-inspecteur qui s'assurera alors de la réalité des faits et préviendra M. le Maire s'il a reconnu un commencement d'épidémie. Dans ce cas, les frères et les sœurs des enfants malades ne devront plus être admis à l'école et ne pourront y être réadmis qu'après nouvel ordre du médecin-inspecteur.

Et quand un établissement scolaire se trouve ainsi menacé, qu'une épidémie règne en ville, il faut redoubler d'attention pour la propreté, surtout pour celle des cabinets d'aisances qui doivent être désinfectés tous les jours en projetant dans les cuvettes du lait de chaux ou du sulfate de cuivre en solution au vingtième, à 5 p. %, en quantité proportionnelle à leur profondeur, soit au vingtième de leur capacité.

Suivant un article du règlement adopté par le Conseil municipal de Paris, le 8 mai 1894, lorsqu'un enfant est éloigné de l'école pour cause de maladie contagieuse, il sera adressé à la famille une instruction sur les précautions à prendre contre la contagion et sur la nécessité de ne renvoyer l'enfant qu'après qu'il aura été baigné ou lavé plusieurs fois au savon et que ses habits, ses livres, cahiers, jouets et autres objets à son usage auront été désinfectés.

Le Bulletin de l'Académie de Médecine, (séance du 25 juillet 1893), nous donne les limites de la durée de l'isolement pour chaque maladie contagieuse :

« La durée de l'isolement imposé aux élèves des lycées et des écoles atteints de maladies contagieuses, sera comptée à partir du début de la maladie, (premier jour de l'invasion). Elle devra être de quarante jours pour la scarlatine, la variole, la varioloïde et la diphtérie ; de seize jours pour la rougeole et la varicelle ; de trois semaines pour la coqueluche, après cessation complète des quintes caractéristiques ; de dix jours pour les oreillons, après disparition des symptômes locaux. »

« L'élève qui aura été atteint en dehors d'un établissement d'instruction publique, de l'une des maladies contagieuses énumérées ci-dessus ne pourra être réintégré que muni d'un certificat de médecin constatant la nature de la maladie, les délais écoulés, et attestant que l'élève a été baigné ou lavé et que ses effets ont été désinfectés. »

A cela, M. J. Rochard ajoute : l'éviction successive de tous les enfants atteints de maladies contagieuses suffit, le plus souvent, pour arrêter les épidémies, mais lorsqu'un certain nombre d'enfants sont atteints et lorsque la maladie a frappé quelques-unes des personnes résidant dans l'école (directeur ou directrice ou bien quelqu'un de leur famille), il faut bien prendre le parti de la licencier. Cette mesure grave n'est justifiée que dans les épidémies de variole, de scarlatine, de rougeole et de diphtérie. Pour la fièvre typhoïde et le choléra, tous les hygiénistes la repoussent, sauf dans le cas d'épidémie très grave implantée dans l'école. Quant aux autres affections, telles que la varicelle, la coqueluche et la grippe, elles ne sont pas assez graves pour la motiver.

Le licenciement de l'école doit être suivi de la désinfection ; et celle-ci peut-être ordonnée sans qu'il soit nécessaire de recourir à une mesure aussi radicale, parce qu'on peut la pratiquer en dehors des

heures de classe. La désinfection comprend : le lavage
de la classe, sol et parois, avec une solution antiseptique, le lavage avec la même solution des tables
et bancs, la désinfection complète du pupitre des
élèves atteints, par des lavages sérieux avec la solution
de sublimé, celle des cartes et tableaux appendus aux
murs par des pulvérisations de même nature, les
livres des élèves malades seront brûlés et remplacés.

Lorsqu'il s'agit d'une épidémie de variole, la première mesure à prendre, dit M. J. Rochard, est de
faire revacciner tous les élèves et tout le personnel
de l'école.

N. B. — Suivant M. le Dr Mangenot, de Paris, les méde-
cins-inspecteurs des écoles doivent adresser, à l'autorité
municipale, trois sortes de rapports.

Le premier rapport, *unique*, sur l'état hygiénique de
l'école.

Le deuxième rapport, *mensuel* ou *annuel*, relate les
observations faites sur l'état sanitaire des enfants.

Le troisième rapport, *occasionnel*, est motivé par une
épidémie à l'école.

J'aurais certes beaucoup de choses encore à dire
ou à ajouter à cette revue sommaire des maladies
inhérentes à l'enfance et à la vie en commun des
petits sujets confiés à nos soins, j'ai laissé notamment de côté les diverses manifestations diathésiques

telles que celles provenant de la scrofule et de la syphilis.

Je craindrais, en effet, de dépasser le but de mon programme en m'étendant davantage sur les affections que nous sommes susceptibles de rencontrer à l'école et de sortir du cadre de cette petite revue destinée plutôt au corps enseignant qu'aux professionnels.

J'ai soumis l'idée et la conception de ce petit travail à l'appréciation de M. l'Inspecteur des écoles communales de la ville d'Amiens, ainsi qu'à notre vénéré et honorable Directeur du bureau d'hygiène, M. le Dʳ Richer, qui ont bien voulu m'encourager dans cette étude, dont M. le Maire d'Amiens, à qui je l'ai dédiée, tirera tel parti qu'il jugera convenable et où il ne faut d'ailleurs voir qu'un simple et modeste exposé des observations que j'ai faites et des données que j'ai recueillies au cours de mes visites bi-mensuelles aux écoles du quartier Notre-Dame d'Amiens.

Amiens, le 30 septembre 1894.

Dʳ PEAUCELLIER,

D. M. P.,
Ex-chef de clinique médicale à l'École de médecine d Amiens,
Membre correspondᵗ de la Société anatomique de Paris,
Médecin-Inspecteur des enfants de la protection du premier âge.
Médecin du Bureau d'hygiène de la ville d'Amiens, etc.

APPENDICE.

Tableau des maladies transmissibles ou contagieuses par contage, contact ou imitation.

PAR CONTAGE.	1ᵉʳ groupe spécial aux écoles.	Fièvres éruptives.	Rougeole.
			Scarlatine.
			Variole.
			Varioloïde.
			Varicelle.
		Diphtérie.	
		Coqueluche.	
		Oreillons *.	
	2ᵉ groupe.	Choléra.	
		Fièvre typhoïde.	
		Grippe.	
		Dysenterie.	
PAR CONTACT.	3ᵉ groupe.	Ophthalmies contagieuses.	
		Affections cutanées :	
			Teignes.
			Gale.
			Impétigo.
PAR IMITATION.	4ᵉ groupe.	Névroses.	Épilepsie.
			Hystérie.
			Chorées.
			Tics.

* C'est dans cet ordre qu'elles ont été rangées par l'Académie de médecine. (Mai 1893).

Séance de Juillet 1893.

Instructions de l'Académie de médecine, touchant la durée de l'isolement pour chaque maladie contagieuse.

« La durée de l'isolement imposé aux élèves des lycées et des écoles atteints de maladies contagieuses, sera comptée à partir du début de la maladie (premier jour de l'invasion). Elle devra être de quarante jours pour la scarlatine, la variole, la varioloïde et la diphtérie ; de seize jours pour la rougeole et la varicelle ; de trois semaines pour la coqueluche, après cessation complète des quintes caractéristiques et de dix jours pour les oreillons, après la disparition des symptômes locaux. »

N.-B. — En cas d'épidémie, les cabinets d'aisances doivent toujours être nettoyés _à fond_ et désinfectés _chaque jour_, en y projetant du lait de chaux ou du sulfate de cuivre en solution, au vingtième de leur capacité.

Dr PEAUCELLIER,
Médecin-Inspecteur des Écoles communales
de la ville d'Amiens.

348

BIBLIOTHEQUE NATIONALE DE FRANCE

3 7531 04113914 9

www.ingramcontent.com/pod-product-compliance
Lightning Source LLC
Chambersburg PA
CBHW070809210326
41520CB00011B/1879